AF319232

DES CAUSES D'ERREUR

DANS LE DIAGNOSTIC

DE

LA GROSSESSE

PAR

M. LE PROFESSEUR PAJOT

PARIS

LIBRAIRIE OCTAVE DOIN

PLACE DE L'ÉCOLE-DE-MÉDECINE, 19

1874

DES CAUSES D'ERREUR

DANS LE DIAGNOSTIC

DE

LA GROSSESSE

La grossesse a été tant étudiée, les traités, les manuels, les leçons dogmatiques ou à prétentions cliniques ont si souvent ressassé ce sujet, qu'il paraît devoir être absolument connu et ne plus présenter ni obscurités ni difficultés au praticien.

Le perfectionnement des méthodes et des procédés d'exploration, l'application, relativement récente, du stéthoscope et du plessimètre, venant ajouter de nouveaux signes à ceux déjà connus et transmis par la tradition obstétricale, tout semble concourir aujourd'hui à faire du diagnostic de la grossesse un problème définitivement résolu et touchant à la banalité. Le public lui-même, décidant avec sa témérité habituelle d'affirmation, et toujours prêt à trancher les questions dont il ne sait pas le premier mot, n'hésite point à considérer comme un ignorant de première classe le malheureux médecin coupable d'avoir commis une erreur à propos de la grossesse.

Et cependant combien ce diagnostic n'est-il pas parfois difficile !

Sans doute, dans la grande majorité des cas, la grossesse avancée est tout ce qu'il y a de plus facile à reconnaître pour un homme instruit ; mais il ne faudrait pas croire qu'à une époque peu éloignée du terme même, aucune erreur excusable ne puisse être commise. Je ferais un volume respectable s'il me fallait raconter en détail l'histoire de tous les diagnostics erronés dont j'ai été le témoin dans une pratique seulement de trente années, et je ne parle pas des sages femmes, mais de praticiens exerçant depuis plus ou moins longtemps, et quelquefois depuis fort longtemps.

Ces erreurs, pleines d'enseignements, m'ont appris qu'elles pouvaient être divisées en trois grandes classes :

1° Affirmation de la grossesse quand elle n'existe pas ;

2° Négation de la grossesse quand elle existe ;

3° Confusion d'une espèce de grossesse avec une autre.

Les causes de ces trois classes d'erreurs sont très-nombreuses, loin de moi la prétention de n'en omettre aucune. Je parlerai de celles qu'il m'a été donné d'observer, d'autres médecins en ajouteront de nouvelles et un chapitre s'adjoindra ainsi à l'histoire de la grossesse. Ou je me trompe, ou ce ne sera pas le moins intéressant.

1° Quels phénomènes peuvent donc égarer le praticien au point de lui faire diagnostiquer une grossesse quand elle n'existe pas ?

Les causes d'erreurs ont été le plus souvent :

(*a*) Une fausse interprétation des troubles fonctionnels ;

(*b*) L'existence de tumeurs diverses de l'abdomen ou du bassin ;

(*c*) Des modifications du col représentant celles de la grossesse ;

(*d*) Des signes stéthoscopiques comparables aux bruits utérins et fœtaux ;

(*e*) Les sensations trompeuses de mouvements accusées par la mère.

(*a*). *Examinons d'abord ce qu'il faut entendre par interprétation fausse des troubles fonctionnels.* — C'était une opinion encore très-répandue parmi les médecins, il y a une trentaine d'années environ, opinion qui s'est un peu modifiée aujourd'hui, et j'espère ne pas avoir été tout à fait étranger à ce changement ; c'était, dis-je, une opinion facilement acceptée, que bon nombre de femmes pouvaient être enceintes et continuer à avoir leurs règles comme à l'ordinaire.

Quand P. Dubois m'eut offert ce témoignage d'estime de m'associer à son grand ouvrage interrompu par la maladie, préférant ainsi un élève d'une assiduité de vingt ans à d'autres amis qui se fussent trouvés honorés d'être son collaborateur, en 1860, j'écrivis dans la seconde livraison : « Les femmes dont les règles se montrent pendant toute la durée de la grossesse égales en quantité, qualité et régularité à ce qu'elles sont hors d'état de gestation, sont des exceptions extrêmement rares. »

P. Dubois ne refusa pas à cette formule son complet assentiment ; elle a été depuis adoptée par presque tous les accoucheurs, ce qui m'autorisa à professer cet aphorisme : « Quand une femme a ses règles en quantité, qualité et régularité égales à ce qu'elles sont d'habitude, sans dispenser d'un examen complet, la première pensée de l'accoucheur doit être que la femme n'est pas enceinte. »

De véritables règles peuvent-elles, en effet, se montrer pendant la grossesse ?

Si l'on applique le nom de *règles* à tout écoulement sanguin arrivant au dehors par les voies génitales, ce que personne n'admet aujourd'hui, il est incontestable qu'un très-grand nombre de sujets auraient leurs règles pendant la gestation ; et la cause de l'erreur, autrefois commune, est certainement la fréquence de ces hémorrhagies, fréquence assez grande pour sembler infirmer l'aphorisme ci-dessus, accepté par le plus grand nombre des accoucheurs contemporains.

Mais si l'on restreint, comme le veut une saine interprétation physiologique, le nom de *règles* à l'écoulement sanguin, phénomène symptomatique accessoire, bien qu'ordinaire, de l'ovulation spontanée, la question est alors de savoir si la femme enceinte peut, pendant plusieurs mois ou même pendant toute la durée de la grossesse, continuer à présenter les phénomènes de maturation, de déhiscence et enfin de transport de l'ovule ; en un mot, si l'ovulation peut encore se produire, quand déjà, dans l'utérus, est renfermé un œuf fécondé ou un produit de conception en voie d'organisation.

La question est celle-là et pas autre. C'est peut-être pour l'avoir longtemps méconnue qu'on a accepté trop légèrement, et comme un fait dont l'étrangeté n'avait rien de frappant, la prétendue continuité de véritables règles pendant les neuf mois de la grossesse. L'on avait ainsi, sans s'en douter, presque résolu d'avance et affirmativement le problème, au moins fort obscur, des superfétations à longue distance de la conception première.

Sans doute, comme l'a démontré Coste, l'écoulement menstruel peut apparaître sans l'accompagnement de la maturité, de la déhiscence vésiculaire et de la sortie de l'œuf ; mais, d'une part, les faits de menstruation sans ovulation sont tout à fait exceptionnels et, d'ailleurs, jamais des règles véritables ne se montrent sans une connexité fatale entre elles et la turgescence de l'ovaire, de la muqueuse utérine et de l'appareil génital tout entier. Il y avait donc intérêt à rechercher si, dans les espèces animales supérieures, on ne rencontrerait pas l'exemple de quelque femelle présentant, même comme un fait exceptionnel, l'apparition d'un rut nouveau à une époque indéterminée de la gestation. Aucune observation des zoologistes ne vient à l'appui de cette idée, au moins pour les espèces supérieures. La répulsion pour le mâle, de la part de femelles pleines, est une remarque vulgaire et, chez certains animaux dont la gestation se prolonge beaucoup, comme chez la vache, la jument, l'éléphant, aucun indice de rut n'est signalé par les observateurs. Chez le chevreuil, dont la femelle paraîtrait disposée, plus que toute autre, à présenter un rut pour ainsi dire surnuméraire pendant la gestation, puisque l'œuf, selon Bischoff et Milne-Edwards, reste pendant plus de quatre mois renfermé dans l'utérus en état d'inactivité à peu près complète, aucune mention d'un rut nouveau n'a été faite par les savants observateurs qui se sont occupés de ces recherches. Or le fait serait, certes, trop intéressant, s'il existait, pour n'avoir pas été l'objet des remarques de quelques-uns d'entre eux.

Dans l'espèce humaine, il est vrai, le rut obligatoire n'existant pas, et les rapports sexuels pouvant avoir lieu en tous temps, l'orgasme de l'appareil génital, sollicité par des excitations plus ou moins fréquentes, est susceptible d'amener l'hémorrhagie, soit au temps où elle a lieu d'ordinaire, soit à toute autre époque pendant la grossesse. Mais ce ne sont pas là des règles véritables, ce sont tout simplement de ces hémorrhagies si faciles à produire, par congestion ou par balistique, alors que, comme j'ai coutume de l'enseigner, l'œuf est, pour ainsi dire, *placenta partout*.

En m'appuyant sur toutes ces raisons et sur d'autres encore puisées dans les connexions de l'œuf et l'état de la muqueuse, je me suis cru autorisé à formuler le précepte précédent : quand une femme a ses règles comme à l'ordinaire, pensez tout d'abord qu'elle n'est pas enceinte. A mon sens, il est très-utile en pratique de se rappeler cette formule, et, sur se sujet surtout, il faut être sévère à l'exception.

Il est, dans tous les cas, nécessaire de se livrer à un examen complet ; mais, une fois sur ses gardes, le praticien sera à l'abri de l'erreur.

Il convient, à cet égard, de se défier particulièrement des femmes parvenues à l'âge de trente à quarante ans, n'ayant jamais pu avoir d'enfant, et en désirant avec d'autant plus de passion qu'elles sentent approcher l'heure où toute espérance sera perdue. Ces affolées de grossesse prennent aisément leurs désirs pour des réalités : elles trompent le jeune médecin avec tant de conviction et de bonne foi, qu'il serait vraiment difficile, si l'on n'était suffisamment prévenu, de ne pas tomber dans le piége de leurs illusions. Elles ont leurs règles, disent-elles, mais une de leurs amies a vu plusieurs fois ses règles pendant sa grossesse, et elle n'en est pas moins accouchée parfaitement bien. D'ailleurs, leur ventre grossit beaucoup, et elles sentent toujours remuer.

Combien de fois ai-je entendu tout cela ! et quel vieil accoucheur, devenu sceptique, ne se souvient d'avoir manqué d'y être pris pendant sa jeunesse ?

Les troubles digestifs sont des symptômes communs à trop de maladies pour qu'on y attache jamais grande importance. Les modifications mammaires persistent parfois longtemps après un premier accouchement ; je vois, en ce moment même, une jeune dame accouchée depuis quatre ans de son second enfant ; elle n'a jamais nourri, et les mamelles ont encore du lait. Les changements survenus dans les seins, de même que la coloration de la ligne blanche, se rencontrent d'ailleurs avec certaines tumeurs de la matrice et des ovaires. Mais il est inutile d'insister, ces signes accessoires ne deviendront jamais les causes d'erreurs comparables aux interprétations erronées des phénomènes de la menstruation.

(*b*) *L'existence de tumeurs de différente nature siégeant dans le bassin ou l'abdomen.* — On peut le dire ici, sans crainte de démenti, pas une seule des erreurs de ce genre, pouvant être commises, ne manque d'exemples.

Kystes de l'ovaire, ascite, fibromes, rétention des règles, abcès, engorgements utérins, météorisme, etc., pour toutes ces productions, tous ces états pathologiques, on citerait des cas d'erreur de diagnostic, reconnus plus tard, soit par leurs auteurs eux-mêmes, soit par d'autres praticiens.

Outre les caractères particuliers à chaque genre de ces tumeurs ou de ces états morbides, caractères décrits avec détail dans tous les traités de chirurgie, il existe un phénomène absolument *spécial* à la grossesse normale parvenue au dernier tiers de sa durée, phénomène que ne présentent jamais les tumeurs pathologiques quelles qu'elles soient.

En y insistant par-dessus tout, dans l'enseignement à la Faculté, j'ai l'espérance d'avoir fait éviter un certain nombre de fautes en présence de cas difficiles.

L'utérus gravide, à partir du dernier tiers de la grossesse, et parfois de la seconde moitié, est la *seule* tumeur abdominale dans laquelle on puisse percevoir nettement la présence de *corps solides mobiles dans un liquide*.

Qu'on ne m'objecte ni les calculs vésicaux, ni les flexions utérines, ni ces kystes ovariques anciens, à parois épaisses et à stalactites fibreuses envoyant leurs prolongements dans la cavité. J'ai eu l'occasion d'examiner deux fois des calculs, trois cas de ces kystes, dont un à la Clinique d'accouchements, et un grand nombre de flexions, et la confusion me semble tout à fait impossible. Les tumeurs réalisant ces deux conditions, *solides et liquides à la fois*, sont certainement assez communes ; mais dans ces tumeurs le liquide est contenu dans le solide, et c'est le contraire pour la grossesse ; d'ailleurs, les signes généraux et locaux sont là pour éclairer bientôt un observateur quelque peu attentif.

Dans les grossesses anormales, il se présente des difficultés d'un autre genre ; j'en traiterai à propos de la troisième classe.

C'est par le palper et le toucher qu'on perçoit *la mobilité du corps solide*, c'est-à-dire des parties fœtales ou du fœtus tout entier ; et ces mouvements ont reçu, comme tout le monde le sait, les noms de *ballottement abdominal* et *vaginal*. Ce dernier signe, je le considère pour ma part comme aussi probant que les bruits du cœur, et j'ai vu souvent P. Dubois se contenter du *ballottement vaginal seul* pour affirmer sûrement la grossesse ; mais, de tous les signes d'une grande valeur, il n'en est pas dont l'étude paraisse plus difficile aux jeunes médecins et aux élèves. Parmi les milliers de jeunes gens auxquels j'ai enseigné à constater le ballottement, il y avait toujours un grand nombre de rebelles. Pour ceux-là, le phénomène demeurait entouré d'obscurités, et ce n'était qu'à force de ténacité et d'insistance que je parvenais à empêcher leur découragement. Combien m'ont témoigné depuis qu'ils ne l'avaient pas oublié !

Mais quand le médecin a une fois perçu nettement la sensation, la méconnaître est impossible : le signe lui est acquis à jamais.

Aussi n'est-il pas permis d'accepter qu'on puisse confondre, quand on est suffisamment instruit, le *ballottement vaginal*, et même ce que j'ai appelé le *soulèvement fœtal*, avec la sensation produite ou par une flexion utérine, ou par un calcul vésical, ou par une tumeur quelconque, autre qu'un utérus gravide, parvenu au moins à la moitié de son développement. La confusion ne sera faite par aucun médecin ayant une notion précise du ballottement ; malheureusement ce signe n'existe pas toujours, et, dans nos exercices pratiques, il arrivait assez souvent qu'à la suite d'un choc un peu trop rude, quinze ou vingt élèves l'ayant perçu nettement, il disparaissait pendant longtemps et jusqu'à ce que la matrice eût ramené le fœtus dans sa position primitive.

J'ai souvent, à ce propos, signalé cette coïncidence d'un battement artériel (*pouls vaginal*) dans le cul-de-sac antérieur, au point exact sur lequel reposait la partie fœtale sentie par l'indicateur, et la disparition momentanée de ce battement suivant le déplacement du fœtus, de sorte qu'il semblait — je ne considère pas le fait comme certain — qu'il y eût une corrélation entre la pression exercée par la partie fœtale et la manifestation de ce battement.

Le *ballottement abdominal* pourrait être mieux confondu avec les sensations fournies par certaines tumeurs kystiques du bassin, surtout celles dont les parois épaissies envoient à l'intérieur des prolongements fibreux ; mais les symptômes généraux dissiperaient bientôt tous les doutes. Cependant le palper seul donne parfois des signes trompeurs.

(*c*) *Les modifications du col comparables à celles de la grossesse* sont d'un intérêt assez secondaire, au point de vue des erreurs possibles. Chez des femmes n'ayant jamais eu d'enfant, l'état de la partie inférieure du col et de l'orifice, à la veille et au lendemain des règles, pourra donner l'idée du commencement d'une grossesse ; mais la menstruation régulière éclaircira bientôt le diagnostic ; d'ailleurs il ne s'agirait que d'une grossesse présumable.

Parfois aussi l'existence d'une tumeur intra-utérine due, soit à une production homéomorphe dont la femme peut accoucher, comme je viens d'en voir encore un exemple tout récent, soit à un produit de conception plus ou moins dégénéré, depuis la transformation de l'œuf en masse solide jusqu'à la métamorphose du placenta en chapelets hydatiformes, noyés dans une très-grande quan-

tité de liquide, comme j'en ai pu observer plusieurs cas, et un
entre autres très-remarquable, vu il y a quinze ans avec le docteur
Gocherand fils. Chez une malade qui habitait Ivry, les règles manquaient depuis près de quatre mois seulement, et l'utérus présentait
le volume d'une grossesse presque à terme. Les troubles digestifs,
les signes mammaires, tout indiquait uue grossesse chez cette malade, déjà mère d'un enfant ; le col présentait les modifications
observées d'ordinaire dans un utérus gravide de huit mois à huit
mois et demi. Ce col avait toute sa longueur, il était ramolli ; l'orifice externe était largement ouvert, et l'interne absolument fermé.
On ne sentait aucun corps solide dans l'utérus, la fluctuation était
nette. La malade présentait un état typhoïde grave. Je conseillai
l'introduction d'une sonde dans la cavité utérine et de faibles doses
d'ergot ; près de 2 litres de liquide furent expulsés, et je recueillis plus de 1 000 grammes de vésicules choriales. Je les apportai à
P. Dubois, qui fit sur ce sujet une très-intéressante leçon véritablement clinique.

Il serait peu utile d'en dire davantage sur les causes d'erreur
relatives aux modifications du col, car les changements subis par
cette portion de la matrice sont généralement considérés comme des
signes plus propres à confirmer le diagnostic qu'à l'établir d'une
manière certaine.

(*d*) *Des signes stéthoscopiques comparables aux bruits utérins
ou fœtaux.* — Classiquement, les signes stéthoscopiques de la
grossesse sont divisés en bruit de *souffle* et bruit de *cœur fœtal.*

Il ne semble donc point qu'en un pareil sujet aucune erreur soit
à craindre au point de vue de l'affirmation d'une grossesse qui
n'existerait pas. La pratique démontre qu'il est loin d'en être ainsi.
Les auteurs classiques, se perdant tous dans les divagations des
théories sur la production du souffle, ne nous paraissent point
encore être arrivés à une classification complète de ces bruits.

Les souffles perçus pendant la grossesse, seulement dans la cavité
abdominale et en laissant de côté le cœur et les gros vaisseaux, sont,
pour moi, au nombre de *quatre :*

1° Le *souffle ordinaire classique,* sans choc, isochrone au pouls
maternel, faible ou fort, variant seulement par l'intensité, et produisant l'illusion d'une variation par éloignement, variant aussi
par situation, mais ordinairement entendu sur les parties latérales

et inférieures de l'utérus, assez souvent très en arrière, parfois, mais rarement, en haut et partout, fugace, apparaissant et disparaissant quelquefois avec les mouvements fœtaux ;

2° Le *même souffle classique* avec tous ses caractères, mais accompagné d'*un piaulement ou bruit musical ;*

3° Le *souffle avec choc,* entendu dans les mêmes points ou plus au centre, mais accompagné d'un choc et d'une impulsion percepibles à l'oreille et à la main. Cette variété, signalée dans mes cours depuis plus de vingt ans, vient d'être, à ce qu'il paraît, découverte cette année par un savant de la banlieue de Berlin, et j'ai reçu avis de cette toute fraîche nouveauté germanique par un interne des hôpitaux, M. Dupuis ; ce jeune médecin, me l'ayant entendu décrire à la Faculté, a eu la bonté de m'informer de l'apparition toute récente du *souffle avec choc* dans les utérus allemands.

Quoi qu'il en soit, c'est principalement quand l'utérus se contracte, avec ou sans douleur, qu'on perçoit ce souffle avec le choc caractéristique ; aussi, dans certains avortements, accouchements prématurés, et parfois dans le commencement du travail à terme, peut-on constater avec l'oreille le bruit de souffle et le bruit de choc ; et par la main, même par la vue, l'impulsion ou le soulèvement en avant imprimé à l'utérus ;

4° Les *souffles fœtaux,* nés de la circulation cardiaque ou funiculaire, dont la distinction, quant à la source, semble exiger de nouvelles recherches.

Telle est la classification des *souffles* entendus dans l'abdomen pendant la grossesse ; or certains états pathologiques du ventre et du bassin permettent quelquefois d'entendre la première et la troisième espèce de ces bruits, c'est-à-dire le souffle classique et le souffle avec choc.

J'ai été témoin de plusieurs erreurs dans des cas de ce genre, et l'on a pu voir pendant six à sept années, dans mes cours particuliers, une femme présentée à dessein comme enceinte de huit à neuf mois, et confondue au milieu de véritables grossesses ; cette femme portait un fibrome volumineux, on entendait un souffle très-marqué. Elle répétait d'ailleurs avec intelligence la leçon que je lui avais faite, et un grand nombre d'élèves et de médecins s'y sont laissé prendre.

Mais généralement les autres caractères de la tumeur ne permettent guère la confusion avec une grossesse normale. D'ailleurs, le médecin ne doit jamais baser son opinion sur la constatation d'un seul phénomène, entraînant au plus la probabilité, et même après la perception des signes dits *de certitude* il est toujours bon de rechercher les autres. Cette conduite est prudente en vue des grossesses compliquées et extra-utérines. Celles-ci offrent souvent, en effet, de grandes difficultés ; mais ce que j'en pourrai dire sera plus méthodiquement placé dans la seconde partie de ce travail, à propos du diagnostic différentiel des grossesses entre elles.

Les bruits du cœur fœtal, eux aussi, se présentent avec des caractères si évidents, le nombre de leurs battements, leur rhythme, leur situation, tout concourt à éloigner même l'idée d'une méprise possible ; une assimilation avec les bruits de l'abdomen, quels qu'ils soient, ne vient même pas à la pensée. Des gens instruits, à la suite d'un examen trop superficiel, sans doute, se sont cependant trompés à leur sujet.

P. Dubois a commis cette erreur deux fois à ma connaissance, et les assistants, élèves et médecins (j'en étais), partagèrent sa méprise dans l'un des cas.

Il s'agissait d'une femme amenée des environs de Paris, en travail depuis trois jours, et présentant un rétrécissement pelvien méconnu. Rien n'avait été fait. P. Dubois nous expliqua qu'ayant entendu le cœur fœtal, il tenterait une application de forceps, au lieu de pratiquer d'emblée la céphalotripsie. Quelques médecins auscultèrent et entendirent les bruits du cœur. J'auscultai à mon tour, et j'entendis les bruits du cœur.

L'application du forceps fut faite à l'amphithéâtre, en présence de tous les élèves ; elle réussit et amena un enfant à terme, *mort dans l'œuf depuis plusieurs jours et déjà macéré.*

Nous nous regardâmes tous assez confus, mais satisfaits, au fond, d'avoir vu l'erreur partagée par le chef. Qu'avions-nous donc entendu ? Les battements du cœur de la mère retentissant jusque dans l'abdomen. Cette femme avait plus de cent vingt pulsations, et sur la parole du maître nul de nous n'avait songé à comparer le prétendu cœur fœtal au pouls maternel.

Dans une autre circonstance, une femme de la Clinique, enceinte de sept mois et demi, attira l'attention par un ventre d'un volume plus qu'ordinaire à cette époque de la grossesse. P. Dubois l'examina, et devant les déclarations précises de cette femme, confirmées par l'état du col et la hauteur de l'utérus, il conclut à une grossesse de sept mois et demi, en effet, mais avec une quantité de liquide plus considérable qu'à l'état normal. J'examinai cette femme, je l'auscultai avec soin et j'entendis les battements du cœur fœtal *sur deux points opposés*, ceux du côté gauche plus forts que ceux du côté droit. M. Campbell, alors chef de clinique, fut prié par moi d'ausculter la malade; il confirma mon observation. Nous comptâmes, chacun de notre côté, et l'expérience plusieurs fois répétée nous donna une différence de six à dix pulsations. P. Duboïs fut prévenu; il ausculta la malade à son tour, conclut que les deux battements appartenaient à un seul enfant et en parla dans sa leçon. La femme sortit de l'hôpital huit jours après, sans être accouchée. Au grand regret de M. Campbell et au mien, nous crûmes l'observation perdue ; mais la femme revint à l'hôpital au moment du terme, elle y accoucha de deux jumeaux. Le lendemain, à la clinique, le maître, avec cette bonne foi qui était un des traits saillants de son caractère, s'exécuta fort galamment et rendit justice aux oreilles de ses deux élèves.

Ces deux erreurs, auxquelles je pourrais en joindre plusieurs autres, mais moins publiques et venues de moins haut, suffisent à prouver d'abord que l'erreur est possible, même sur la question du cœur fœtal, et ensuite combien il importe de comparer toujours les deux circulations.

Des battements artériels de la mère, lorsque le cœur se contracte rapidement sous l'influence soit de l'émotion causée par l'examen, soit de l'état fébrile, deviendraient encore l'occasion d'une faute pareille. La comparaison avec le pouls de la mère la rend presque impossible.

Mais le fœtus peut être mort et l'auscultation ne donner aucun signe, dans une véritable grossesse. La supposition de la mort du fœtus viendrait-elle à être admise dans un cas de tumeur douteuse, c'est aux autres phénomènes qu'il faut recourir alors.

Comme signes affirmatifs, les résultats de l'auscultation, au moins quant aux bruits fœtaux, entraînent, avec les précautions nécessaires, la certitude absolue. Les résultats négatifs n'ont, pour ainsi dire, aucune valeur, ni pour ni contre l'existence de la grossesse. En deux mots : entendre les bruits du cœur permet d'affirmer ; ne pas les entendre n'autorise ni l'affirmation ni la négation.

Les autres bruits perçus dans la cavité abdominale ne seront jamais confondus avec les précédents ; mais il en est un, fort peu décrit, difficile à constater, et de nature à rendre de grands services à une époque encore peu avancée de la grossesse, quand elle est devenue probable, mais ne présente encore aucun caractère certain. Je me propose d'en traiter dans la seconde partie.

(*e*) Enfin *les mouvements perçus par les femmes* comme produits par le fœtus doivent toujours être acceptés par le médecin sous bénéfice d'inventaire. L'accoucheur seul a qualité pour apprécier la véritable nature des mouvements ressentis. Qu'on se souvienne seulement de cette remarque, l'expérience en a mille fois confirmé la justesse : *toutes les femmes n'étant point enceintes et croyant l'être sentent remuer ;* et il ne faut pas oublier, de plus, qu'il existe de très-rares sujets dont la paroi abdominale a la propriété de se contracter partiellement sous la main et de simuler un mouvement capable de tromper, lorsque l'examen n'est pas fait avec toute la rigueur et l'attention nécessaires.

Si ces quelques remarques d'un vieux praticien ne semblent pas tout à fait indignes de l'intérêt des jeunes médecins, je passerai prochainement à l'examen des deux autres questions :

1° Quelles causes d'erreur font méconnaître une grossesse ?

2° Comment une espèce de grossesse peut-elle être confondue avec une autre ?

1° *Méconnaître la grossesse quand elle existe,* telle est la seconde classe d'erreurs possibles dans le diagnostic.

Moins communes peut-être que celles de la première espèce, ces méprises ne sont cependant pas non plus très-rares, et les hommes parmi les plus justement considérés en médecine et en chirurgie ne les ont pas toujours évitées.

L'absence complète des modifications fonctionnelles des premiers temps, les irrégularités de la menstruation habituelles chez certains sujets, le manque absolu de la fonction, soit par apparition tardive, soit sous l'influence d'un état diathésique, soit encore par l'allaitement, etc., peuvent tout d'abord jeter de l'obscurité dans les quatre à cinq premiers mois, et des traitements ont été conseillés et institués, des opérations même ont été faites et suivies des plus déplorables résultats, dans certains cas de grossesses, de trois à cinq mois, méconnues.

Mon collègue et ami M. Dolbeau se rappellera, entre autres,

une jeune femme vue par lui et moi dans le service de Nélaton, à l'hôpital des Cliniques.

Elle y était arrivée avec cette note : « *Kyste de l'ovaire.* »

M. Dolbeau, alors interne de Nélaton, conçut des doutes sur le diagnostic et me pria de vouloir bien l'examiner, ce que nous fîmes ensemble à la visite du soir, et, non sans beaucoup de difficulté, nous parvînmes tous deux à entendre les bruits du *cœur fœtal!* J'ai vu une grossesse de quatre mois prise pour un abcès et ouverte avec le bistouri introduit dans le vagin par un de mes anciens maîtres des plus instruits et des plus vénérés. Tout le monde sait l'histoire d'un utérus gravide *de huit mois* ponctionné dans un grand hôpital !

Parfois la grossesse des premiers temps se trouve masquée par un état morbide antérieur, par une tumeur concomitante, et si l'une des conséquences de cette tumeur est de donner lieu à des hémorrhagies modérées, il devient difficile d'éviter l'erreur. Pour ma part, je l'ai commise, il y a quelques années, chez une jeune dame que je voyais de temps en temps pour un petit fibrome du segment antéro-inférieur de l'utérus.

Cette jeune malade, mariée depuis plusieurs années et sans enfant, avait assez fréquemment de légères pertes et de la ménorrhagie.

Elle désirait vivement devenir enceinte et venait surtout me consulter quand quelques troubles menstruels ou digestifs se produisaient. Elle ne manquait pas de me demander si, cette fois, ce n'était pas une grossesse. Après examen négatif, je lui donnais les conseils nécessaires et je la renvoyais.

Elle vint un jour très-émue parce qu'elle avait eu trois petites pertes sanguines dans un mois, et, bien que dans les trois mois précédents il ne se fût montré qu'une très-légère hémorrhagie chaque mois, quelques vomissements, des picotements dans les seins et un malaise général, nouveau pour elle, lui faisaient croire à une grossesse.

Le toucher me fit trouver le segment inférieur plus gros qu'à l'état de vacuité, le palper me permit de reconnaître un utérus accessible; mais il l'était ordinairement chez cette malade, je l'avais déjà constaté. Le col n'apprenait à peu près rien; l'auscultation me donna des résultats nuls. Je crus devoir ne me prononcer qu'avec réserve, mais je restai convaincu, à part moi, qu'il se faisait quelque travail dans la région du corps fibreux, et que cette dame *n'était pas enceinte.*

Malgré la prescription du repos, de l'abstention de toute excitation sexuelle et de régime doux, comme cela convenait dans tous les cas, cette jeune dame avorta, trois semaines après, d'un fœtus de trois à quatre mois, et il me devint impossible de me dissimuler à moi-même que, si je ne m'étais pas compromis auprès de la malade, je m'étais cependant parfaitement trompé.

Les complications *avec, pendant* ou *de* la grossesse rendront donc nécessairement plus aisées les erreurs relatives à son existence.

Les tumeurs de toute nature, l'ascite, l'hydropisie de l'amnios, les versions, les flexions, etc., coexistant avec le développement utérin par la gestation, obligent toujours à un examen minutieux et d'un résultat souvent mal satisfaisant.

En 1844, j'ai accouché la femme d'un artiste peintre. Cette dame portait depuis neuf ans un kyste de l'ovaire gauche. Quand elle devint enceinte, la tumeur avait le volume d'un utérus *de huit mois.* Je fus certain de la grossesse seulement entre le cinquième et le sixième mois. Ce cas est tout à fait extraordinaire. A terme, le volume du ventre était énorme, l'accouchement fut lent ; il fallut employer le forceps. L'enfant, de poids ordinaire, mourut quelques instants après sa naissance. La malade eut des suites de couches naturelles, on ne remarqua ni *sueurs profuses* ni *polyurie*, et six semaines après l'accouchement, le kyste, traité pendant plusieurs années par différents médecins et sans aucun succès, *avait complétement disparu.* Il n'avait pas été rompu dans l'accouchement, car je le constatai intact après la délivrance. Au bout de quatre ans, époque à laquelle j'ai perdu de vue la malade, la tumeur ne s'était pas reproduite. Quoi que j'aie pu lui dire, cette dame est restée convaincue qu'on guérissait les kystes de l'ovaire avec le forceps.

Dans l'analyse de l'excellent livre de mon collègue M. le professeur Courty, j'ai rapporté succinctement l'observation d'une dame étrangère, ayant consulté toutes les célébrités de Prusse et d'Autriche, et entre autres l'éminent professeur Scanzoni. Cette dame avait l'utérus dans un état de rétroflexion tel, qu'il ressemblait à une cornue, et le fond se trouvait de beaucoup au-dessous du col, dans le cul-de-sac recto-vaginal.

Les médecins qu'elle avait vus ne lui avaient pas dissimulé les difficultés d'une grossesse avec une pareille déformation. Ce fut aussi mon avis. Or cette dame était enceinte de dix à quinze jours quand je l'examinai. Je n'en eus pas même le soupçon, pas n'est besoin de le dire. C'était dans le temps où l'hystérométrie était fort à la mode. En ma qualité d'accoucheur, j'ai toujours eu une certaine méfiance pour la méthode et pour l'instrument, et, dans les cas rares où je les ai employés, j'étais sûr de mon fait. Je m'en abstins chez cette dame et fis bien. Cette grossesse fut complétement méconnue par moi jusqu'au moment où l'utérus, se redressant un jour brusquement, amena une syncope et des douleurs abdominales qui me donnèrent l'éveil, et à cinq mois passés seulement il ne me resta plus de doutes.

Cette dame accoucha naturellement, garda le lit huit semaines après sa délivrance ; *la matrice se rétablit dans sa position normale*, la constatation en fut faite avec certitude. Ma cliente revint à Paris un an après. *L'utérus était de nouveau en rétroflexion tout aussi complète qu'à mon premier examen*, et ce retour de la déviation, par parenthèse, n'empêcha pas une seconde grossesse.

Dans ces cas obscurs et difficiles des premiers mois, il est une conduite simple à tenir et en même temps utile et prudente ; jamais elle ne compromettra ni la santé ni la vie de la femme, ni non plus la réputation du médecin. Cette conduite, c'est *l'expectation : il faut savoir attendre*.

S'il y avait quelque indication pressante, sans doute il conviendrait de la remplir ; mais, quand la vie est menacée, qu'importe alors la grossesse ?

D'ailleurs, ni la vie ni même la santé ne sont en question généralement. La femme veut savoir si la grossesse est ou n'est pas. Or, tant que le problème ne paraît pas clair, ne le résolvons point ; *attendons, et surtout n'agissons pas si rien ne fait une absolue nécessité d'agir*. Le temps est ici le meilleur de tous les moyens du diagnostic.

Mais, au lieu d'une grossesse, si l'on se trouvait en présence de quelque accident menaçant, alors il y aurait des symptômes, des indications évidentes, et nous retomberions dans le cas précédent. Encore une fois, qu'importerait la grossesse ?

Une cause d'erreurs de plusieurs genres (j'y reviendrai à propos des erreurs de la troisième espèce) se trouve dans le phénomène *fort* extraordinaire et très-rare d'*amincissement excessif* des parois utérines pendant la gestation.

Il est difficile, quand on ne l'a pas observé par soi-même, de se figurer à quelle mince épaisseur sont réduites les parois de certains utérus dans les deux derniers mois de la grossesse.

Un jeune médecin instruit et intelligent, exerçant à Paris depuis plusieurs années, m'appela auprès d'une de ses clientes. Cette dame pensait être enceinte d'environ huit mois, et mon confrère m'avoua qu'il n'en croyait rien. Elle avait, me dit il, une tumeur abdominale très-bosselée, située et sentie distinctement sous la paroi abdominale même, et, de toutes les grossesses déjà nombreuses qu'il avait observées, jamais il n'en avait vu de pareille.

J'examinai la jeune dame, et la palpation fit naître en moi la conviction que j'avais sous les doigts un utérus gravide. Les bruits du cœur, difficiles à trouver, à droite et fort en arrière, me donnèrent la certitude. Les extrémités fœtales faisaient relief dans la région sus-ombilicale; on les sentait, en effet, comme si elles eussent été directement sous la peau, et mon confrère n'ayant pu, dans un examen précédent, percevoir les mouvements fœtaux et n'ayant jamais vu d'utérus semblable, avait pris la grossesse pour une tumeur faisant saillie sous la paroi abdominale.

Lorsque le fœtus est mort dans l'utérus, pendant les cinq premiers mois, le diagnostic est, certes, quelquefois obscur pour le médecin voyant seulement alors la malade pour la première fois. Il ne faut pas manquer de s'assurer tout d'abord si la tumeur révélée par la palpation est, oui ou non, la matrice.

Le toucher, combiné avec le palper, constitue le moyen d'exploration par excellence pour arriver à lever les doutes.

La main gauche en pronation, doucement enfoncée par son bord cubital dans la paroi de l'abdomen, le petit doigt, l'annulaire et une portion du médius même se cachant, pour ainsi dire, au fond de la dépression qu'ils opèrent sur la région hypogastrique, la pulpe de ces doigts, circonscrivant le fond de l'utérus, exerce de légères pressions de haut en bas sur la tumeur, tandis que l'indicateur de la main droite, posé délicatement sur l'extrémité du col, se tient attentif à la transmission des mouvements imprimés. Puis, intervertissant les rôles, la main gauche doit rester immobile, sans cesser de comprimer mollement le fond de la tumeur; alors l'index de la droite repousse en haut avec douceur le col de l'organe, dont le fond vient, à son tour, avertir la main immobilisée; et si la tumeur embrassée par la main gauche immobile est en effet l'utérus, on perçoit nettement l'impulsion donnée par l'indicateur. Velpeau avait coutume de dire, dans ses cliniques, qu'on mesurait par ce procédé l'utérus comme s'il eût été sur une table.

Le toucher seul apprend encore, avec un peu d'habitude, à reconnaître le moindre développement de l'utérus. Si l'on touche, en effet, une femme *non enceinte*, et que l'on déprime en haut les culs-de-sac vaginaux dans toutes les directions, en avant, en arrière, à droite et à gauche; aussi haut qu'on les refoule, sans aller jusqu'à produire de la douleur, bien entendu, on a la sensation d'une sorte de vide, on ne trouve aucun corps résistant contre lequel puisse se heurter et s'arrêter le doigt.

En y réfléchissant, on comprend vite pourquoi il en est ainsi. Comme une portion du col se trouve au-dessus des attaches vaginales; comme, d'autre part, la région la moins large du corps de l'utérus est précisément sa partie inférieure, c'est-à-dire l'union du corps avec le col, il en résulte que l'indicateur, ne pouvant déprimer les culs-de-sac assez haut pour atteindre la portion déjà large de la matrice, ne perçoit aucun tissu résistant à travers les parois vaginales. Si, par contre, la matrice est déjà, même à un léger degré, développée par une cause quelconque — et, de toutes les causes, la grossesse est la plus fréquente — le doigt, en déprimant les culs-de-sac vaginaux, est arrêté bientôt par le segment inférieur du corps utérin augmenté de volume. Il faut se hâter d'ajouter que ce signe seul, excellent pour reconnaître l'existence d'une augmentation de volume de la matrice, n'apprend rien sur la nature de ce développement.

C'est dans l'appréciation de la consistance, de la forme, du degré de volume, etc., qu'on puisera ensuite les autres éléments du diagnostic.

En beaucoup de circonstances, néanmoins, le renseignement fourni par ce signe a son utilité. Pouvoir considérer avec certitude comme étant l'utérus, ou lui appartenant, la tumeur constatée dans le bassin, est une connaissance d'une véritable valeur en obstétrique et en gynécologie.

Lorsque la grossesse a été constatée *avec certitude*, si le fœtus vient à mourir dans la matrice, il n'est pas, en général, très-difficile de le reconnaître; les signes de la mort fœtale, dans ce cas, sont d'ailleurs bien décrits dans tous les traités. Mais, si la grossesse était encore douteuse quand l'embryon meurt, le diagnostic reste le plus souvent fort obscur, surtout lorsque l'œuf est toléré par la matrice pendant un certain temps, et cela n'est pas fort rare.

J'ai vu plusieurs fois des médecins se préoccuper vivement de cette situation et vouloir intervenir, parce qu'enfin, disaient-ils, *il fallait faire quelque chose.* Ce n'était qu'après discussion qu'on parvenait à les convaincre qu'il y a aussi un certain talent à savoir ne rien faire.

La connaissance du fait de la macération fœtale dans le liquide amniotique, résultant toujours alors de l'intégrité des membranes, par opposition à la putréfaction rapide de l'œuf non expulsé après la déchirure des enveloppes et l'écoulement du liquide, est toujours le meilleur des arguments contre une intervention inopportune, et par cela seul dangereuse.

Les négations absolues de tout rapport sexuel, de la part de veuves fort honorées ou de filles appartenant à des familles notoirement honorables, ces négations sont forcément faites pour jeter de grands troubles dans l'esprit du jeune médecin, d'abord en l'empêchant de recueillir les renseignements utiles et aussi en provoquant, chez lui, de respectables scrupules. Quel accoucheur vieilli dans le métier ne s'est trouvé dans cette situation embarrassante, et combien ne faut-il pas de circonspection et de tact pour s'en tirer à son honneur?

Un de mes amis, médecin à Paris, me conduit dans une honnête famille. Il venait d'être appelé pour donner ses soins à une jeune fille de vingt ans, malade depuis plusieurs mois. Une ascite avait été soupçonnée antérieurement à sa venue. Mon ami conçoit des doutes, croit à une grossesse et à un travail commençant ; il n'ose se prononcer résolûment, certain de porter un coup terrible à cette honorable famille. La jeune fille souffre beaucoup au moment où il la quitte pour venir me prier de donner mon opinion, et, comme nous arrivions, la jeune malade partait en voiture chez une sage-femme : les membranes venaient de se rompre et les parents avaient enfin ouvert les yeux devant un accouchement imminent.

En 1860, alors que je remplaçais P. Dubois dans son enseignement clinique, M. le docteur Heurteloup, médecin de l'Hôtel-Dieu, un de nos plus regrettés confrères, me fit l'honneur de me deman-

der mon avis sur une jeune femme couchée dans son service.
J'emmenai avec moi M. Tarnier, dans ce temps chef de clinique
et devenu depuis chirurgien de la Maternité et l'un de nos confrères les plus distingués. Il s'agissait d'une malade portant, au
côté droit de la région hypogastrique, une tumeur souple, ressem-
blant fort à un utérus gravide de quatre mois environ. La jeune
femme affirmait (et de la manière qu'on va voir) *qu'elle n'avait eu
aucun rapport sexuel depuis au moins trois ans.* M. Heurteloup,
un grand nombre de médecins et d'élèves l'avaient examinée, et,
en l'absence de signes probants, puis aussi en présence de certain
phénomène insolite dont la tumeur était le siége, le diagnostic, me
dit M. Heurteloup, semblait fort équivoque. On me demandait
d'en dire mon sentiment.

La palpation et le toucher combinés me donnèrent d'abord une
certitude : la tumeur était réellement l'utérus.

Depuis quatre mois il y avait eu quelques apparitions sanguines
irrégulières, au dire de la malade. Mais l'auscultation révélait un
phénomène anormal : on entendait un battement artériel, très-fort,
isochrone au pouls, soulevant la tumeur sous l'oreille et sans
souffle. En regardant à contre-jour, et l'œil suivant une horizon-
tale tangente au point culminant de l'hypogastre, on voyait même
clairement ce soulèvement de la tumeur à chaque pulsation, comme
lorsque, après le repas surtout, les deux membres d'un adulte
étant croisés l'un sur l'autre, on remarque parfois la jambe supé-
rieure animée d'un mouvement pulsatif.

Ce mouvement s'accompagnait d'un bruit de choc isochrone au
battement suffisant pour empêcher, à un premier examen, de rien
entendre dans l'utérus.

Je demandai à ausculter la malade le matin à jeun, avant de
me prononcer, et rendez-vous fut pris pour le lendemain à la visite.
Le rectum et la vessie avaient été vidés sur ma demande. J'auscultai. Le bruit artériel était beaucoup moins marqué. J'entendis une
fois le *choc fœtal,* signe dont je parlerai bientôt, et je parvins
même à percevoir un moment les *bruits du cœur,* très-faibles et
très-fugaces. Je ne parvins à les faire entendre à personne et ne
pus pas même les retrouver par une seconde recherche. Sûr
d'avoir entendu le *choc fœtal* et le *cœur,* j'affirmai la grossesse en
présence des élèves et des médecins attirés par ce cas difficile ; puis,
excité par les dénégations aigres et persistantes de tout rapport

sexuel et les récriminations de la malade, j'eus le tort de me laisser
aller à dire assez haut : « Si cette fille n'est pas enceinte, je con-
sens à ce qu'on me coupe la tête. » Ce à quoi la fille répondit sans
hésiter : « Eh bien, monsieur, on vous la coupera, car c'est impossible et vous ne vous y connaissez pas. »

Deux mois écoulés, la grossesse n'était plus douteuse et, un peu
plus de quatre mois et demi après, la fille accouchait naturellement.

Seulement alors elle se souvint qu'en remontant un soir de la
cave, un garçon de la maison l'avait suivie, « mais, disait-elle, je
n'aurais jamais cru avoir crié trop tard ! »

Quel praticien ne racontera de pareils faits ? Pour moi, j'ai été
dans ma vie le confident ou le témoin de plus d'une histoire analogue, les unes bouffonnes, les autres tragiques, mais moins publiques, plus intimes, et, dans quelques-unes, il m'a été donné de
voir combien les conseils du médecin évitaient parfois de larmes
et de malheurs.

Il a été question, dans ce travail, d'un signe, désigné par moi
sous le nom de *choc fœtal.* Je ne l'ai certes pas inventé, mais il
me semble avoir été peu et mal décrit. J'ai besoin de m'expliquer
à cet égard.

Les mouvements propres au fœtus ont été signalés par tous les
auteurs et perçus par tous les médecins, dans la seconde partie de
la grossesse ; mais, entre le quatrième mois et le cinquième, quelquefois huit jours plus tôt, le fœtus vivant se meut déjà de lui-
même sous l'influence de causes encore mal connues et cette mobilité instinctive se traduit par un phénomène important d'une
perception assez difficile: Je lui ai donné depuis longtemps le nom
de *choc fœtal.*

Peut-être, à cause des difficultés inhérentes à sa recherche, ce
signe ne paraît pas avoir pris, dans la pratique, le rang qu'il mé-
rite par son utilité.

C'est avec le stéthoscope, et non avec la main, qu'il convient de
le chercher.

Sous une pression moyenne de l'instrument on éprouve, en
même temps, à l'instant où le mouvement se produit, une double
sensation de *choc* et de *bruit brusque, mais d'une extrême légèreté,*
et l'oreille, frappée simultanément dans sa sensibilité générale et
spéciale, reçoit à la fois une impression tactile et auditive qu'on
arrive très-vite à distinguer de toutes les autres sensations don-

nées par les mouvements et les bruits de la cavité abdominale.

On se trouve alors en possession d'un signe de certitude, délicat il est vrai, mais dont l'avantage est de se manifester souvent avant tous les autres.

Pour assurer le succès de la recherche, quelques précautions sont indispensables. Il faut : 1° prendre le plus grand soin de placer le stéthoscope tout à fait perpendiculairement à la surface abdominale qu'il recouvre ; 2° appliquer l'instrument sur le centre de la portion accessible de la tumeur qu'on croit être l'utérus ; 3° le stéthoscope, une fois posé, ne doit point être amené vers l'oreille ; au contraire, l'oreille doit aller trouver le stéthoscope *immobile* dans la position où il a été placé d'abord, toute la circonférence de sa grande ouverture pressant *également* la paroi de l'abdomen ; 4° enfin, le degré de pression *exercée par la tête seule*, sur l'instrument, doit être modéré mais suffisant ; et il est nécessaire pour l'atteindre et ne le pas dépasser, de tâtonner un peu et de chercher, comme on fait pour l'œil au microscope, *le point*, qui, pour l'oreille, se trouve dans une compression ni trop forte ni trop faible mais moyenne, c'est-à-dire justement convenable pour appliquer doucement et exactement le stéthoscope sur la paroi abdominale et celle-ci sur la paroi utérine, sans aller au delà.

Trop forte, la pression empêcherait de sentir ou d'entendre et serait d'ailleurs dangereuse. Trop faible et ne faisant pas de l'utérus, des parois du ventre, de l'instrument et de l'oreille un *tout continu*, elle ne permettrait pas au signe d'être transmis. Un court exercice enseigne rapidement la mesure précise.

Tel est le mode de perception du *choc fœtal* vers la fin de la première moitié de la grossesse. Plus facile à distinguer que les bruits du cœur à cette époque, il peut même être constaté assez souvent avant eux. Il va sans dire que plusieurs examens attentifs et prolongés sont quelquefois nécessaires.

D'ailleurs, pour parvenir à se faire facilement une idée de ce signe, on commence à l'étudier du cinquième au sixième mois ; il se manifeste alors, il est vrai, avec une force beaucoup plus considérable et peut se mêler à d'autres mouvements de déplacement de caractères différents.

Mais, même à cette époque, il se montre encore souvent avec sa forme de *brusque soubresaut* et son double accompagnement de choc et de bruit, et cela seul suffira pour le faire reconnaître dès son apparition, alors qu'il est encore extrêmement faible. Quand le mouvement est devenu suffisamment fort pour être senti par la main, ce signe perd presque toute sa valeur diagnostique, car à ce moment de la grossesse, une oreille tant soit peu exercée entend généralement les bruits du cœur.

Ce coup faible et brusque, imprimé aux parois utérines par le soubresaut fœtal, ne me paraît pouvoir se produire qu'à des conditions réalisées seulement vers les environs du quatrième au sixième mois tout au plus.

Ces conditions sont un développement déjà assez avancé du fœtus, une quantité de liquide relativement considérable et un volume fœtal encore médiocre par rapport à la cavité dans laquelle le fœtus est contenu.

Or, la réunion de ces conditions, dans les trois premiers mois, n'existe point encore ; passé six mois, elle n'existe plus. Aussi les mouvements fœtaux vulgaires prennent-ils d'autres caractères, d'ailleurs beaucoup plus grossiers et si évidents, qu'il n'est besoin d'aucune étude pour apprendre à les constater.

Le *choc fœtal* n'est donc, en définitive, qu'un mouvement actif particulier propre au fœtus, mouvement, *comme de totalité*, dont les conditions de possibilité sont assez complexes pour ne se rencontrer qu'à une période déterminée et limitée de la grossesse.

Armé des connaissances traditionnelles exposées dans tous les livres, aidé par les remarques précédentes, un peu moins banales peut-être que les redites des nouveaux traités, copiés sur les anciens, le médecin accroîtra ses chances d'éviter des erreurs toujours fâcheuses pour les femmes et pour lui.

Et, en effet, qu'un embarras gastrique soit pris pour une fièvre typhoïde, une pleurésie pour une pneumonie, une contusion pour une fracture, etc., les malades guérissent ou meurent, et si un second médecin plus habile n'est pas appelé, l'erreur peut compter sur l'absolution du succès ou le silence du revers.

Au contraire, la grossesse a ceci de spécial : un diagnostic erroné n'a pas besoin d'être redressé par un confrère plus instruit. Le temps se charge de la rectification. Si la femme est déclarée enceinte, sans restriction, et qu'elle n'accouche jamais, ou bien si la grossesse est niée et que l'accouchement se fasse une nuit ou l'autre, le médecin aura quelque peine à faire accepter, par sa cliente et sa famille, une interprétation favorable à son savoir obstétrical. On ne pourrait donc être trop circonspect. Il ne faut pas se lasser de répéter : *Dans les cas obscurs, le temps est le meilleur moyen de diagnostic.*

Je passe maintenant aux erreurs de la troisième espèce.

De toutes, celles-ci sont les plus rares et les plus excusables.

Prendre un genre de grossesse pour un autre doit s'entendre de la confusion faite entre une grossesse simple et une grossesse multiple, entre une grossesse normale et la grossesse extra-utérine avec toutes ses variétés.

Ici, je serai nécessairement très-bref, car sur un pareil sujet, aucun homme, quels que soient sa pratique et son âge, n'a le droit de parler de son expérience personnelle ; les exemples s'observent trop rarement pour que le médecin le plus occupé dans les hôpitaux et dans la ville puisse avoir l'outrecuidance de penser, et de dire qu'il a appris à toujours distinguer les différentes espèces de grossesses entre elles.

Ceci est absolument vrai pour les grossesses extra-utérines.

Il est un peu plus commun et moins difficile de reconnaître les grossesses multiples, mais combien d'erreurs ne commettent pas encore les maîtres les plus autorisés.

Capuron, âgé de près de quatre-vingts ans, ayant pratiqué et enseigné l'obstétrique pendant cinquante années au moins, me disait un jour à la Charité, en me considérant examiner une femme enceinte qu'on soupçonnait de porter deux enfants :

« Mon ami, il n'y a qu'un moyen certain de savoir si la grossesse est double : quand on a vu sortir un fœtus, si l'on en sent un autre, on est sûr qu'il y en avait deux. »

Nous sommes, je me hâte de le dire, depuis l'emploi du stéthoscope, en possession d'un moyen de diagnostic un peu moins naïf. J'ai toujours soupçonné les oreilles de Capuron d'avoir été, comme celles de Boyer, un peu réfractaires à l'usage d'un moyen nouveau, *l'auscultation*, tombant au beau milieu de leur carrière et de leur position déjà faite. Boyer, avec sa causticité habituelle, demandait si, avec le cylindre de M. Laënnec, on pouvait entendre l'herbe pousser. Capuron, lui, ne croyait pas beaucoup à la possibilité de distinguer deux cœurs dans l'utérus.

Sans doute, il n'est guère d'accoucheurs, en faisant leur examen de conscience, qui ne s'avouent à eux-mêmes avoir pris plus d'une fois une grossesse simple pour une grossesse double, et une grossesse double pour une grossesse simple.

Cette erreur, je l'ai commise comme les autres, au moins deux fois, sans compter celles que je n'ai pu vérifier.

Parmi les femmes soumises au toucher dans mes cours particuliers pendant vingt ans, il a dû se présenter plusieurs grossesses gémellaires ; or, dans deux cas où elles ne furent pas diagnostiquées, les femmes accouchèrent de deux enfants à la Clinique.

Prendre une grossesse simple pour une grossesse double n'est pas une erreur commune. Elle est d'ailleurs moins excusable. Prendre une grossesse gémellaire pour une grossesse simple est une méprise moins rare et plus naturelle, à cause de la fréquence de cette dernière.

Sur 100 femmes, en annonçant 100 grossesses simples, on se trompera moins de deux fois. On a donc plus de quatre-vingt-dix-neuf chances pour être dans le vrai, et deux au plus pour se tromper.

Retourner la proposition, c'est retourner la proportion.

Du reste, il n'est pas très-difficile de reconnaître, non pas toutes, mais un certain nombre de grossesses gémellaires à partir du sixième ou septième mois. Les signes en sont parfaitement décrits dans les traités modernes. Ils sont exacts.

Ce que l'on ne dit pas et ce qu'il faut dire, c'est que le point important est de *se douter de la chose*. Si, par le volume du ventre, par sa forme, par un caractère quelconque, on a l'idée d'une grossesse double, en procédant avec soin à l'examen, dans le plus grand nombre des cas le diagnostic sera probablement établi.

Mais l'auscultation seule pouvant donner la certitude par la constatation, comme on l'écrit partout, *de deux cœurs fœtaux entendus en même temps dans deux points éloignés avec une intensité égale ou presque égale et de nombre et de rhythme différents*, quand on n'a pas la pensée de la présence d'un autre fœtus, après avoir entendu un cœur, on ne va pas à la recherche du second, la grossesse suit son cours, l'accouchement arrive et la bévue devient indéniable devant le signe de Capuron.

S'il est un seul médecin dans l'univers, ayant vu quelques accouchements doubles, qui ne l'ait jamais commise cette bévue, qu'il se nomme, et je lui promets ma voix pour l'Académie, quand j'en serai, à moins qu'il n'en soit déjà.

Il arrive encore qu'en soupçonnant deux fœtus on ne puisse pas parvenir à saisir distinctement le second battement.

Il convient alors de renouveler l'examen plusieurs fois, à un ou deux jours d'intervalle, et la position réciproque des deux enfants venant à se modifier quelque peu, ou les bruits acquérant plus d'intensité, permettront d'entendre par une recherche répétée les bruits insaisissables jusque-là.

Pour les grossesses triples, quadruples, leur rareté absolue et relative est tellement grande, qu'elles sont pour ainsi dire en dehors de l'art et de la pratique, bien qu'on parle d'*une* grossesse de trois fœtus constatés avant l'accouchement.

Quant aux grossesses extra-utérines, elles aussi ont donné et donneront encore lieu à la double erreur :

Prendre une grossesse normale pour une extra-utérine, prendre une extra-utérine pour une normale.

Les hommes de mon âge connaissent tous l'observation légendaire de la femme présentée à la Société de chirurgie il y a une quinzaine d'années.

Les chirurgiens les plus éminents de Paris, après avoir constaté une grossesse abdominale, délibérèrent sur la question de savoir par quelle voie on extrairait le fœtus, qu'on sentait distinctemeņ à travers le vagin. Heureusement on pria P. Dubois d'examiner la patiente ; il constata *une grossesse utérine normale*, et annonça que l'accouchement aurait lieu naturellement. Ce qui, en effet, arriva.

J'ai été appelé pour un cas bien moins retentissant, mais tout à fait analogue.

Il y avait en 1860, dans la salle Sainte-Anne, de l'Hôtel-Dieu, une femme enceinte de sept mois, dont la grossesse abdominale avait été constatée par plusieurs médecins et chirurgiens de l'hô-pital et du dehors. On gardait cette femme en observation jusqu'à ce qu'on se décidât à lui pratiquer l'opération qu'on jugeait nécessaire pour faire l'extraction de l'enfant. Je fus prié de la voir.

C'était une primipare assez délicate, le ventre avait le volume d'une grossesse de sept mois. Le fœtus paraissait logé sous la paroi abdominale, et, par le vagin, on sentait l'extrémité céphalique, comme si elle eût été séparée du doigt seulement par l'épaisseur du vagin.

A cette époque, j'avais observé déjà, parmi les femmes enceintes de mon amphithéâtre, deux sujets presque semblables.

Le col fut étudié soigneusement, il était évidemment modifié

comme il doit l'être chez une primipare de sept mois. Il avait sa
longueur normale. Le ramollissement s'était emparé de tout le
museau de tanche, à travers les culs-de-sac on sentait encore un
peu de fermeté dans la région sus-vaginale.

L'orifice externe était arrondi et fermé.

Frappé de ces modifications du col, tout à fait en harmonie avec
le développement d'un utérus gravide de sept mois, ce qui n'eût pas
eu lieu à ce degré si la matrice eût été vide ; connaissant, d'ailleurs, les deux faits du toucher relatifs aux femmes qui, avec des
utérus à parois si minces, qu'on eût pu croire le fœtus hors de la
matrice, étaient accouchées naturellement, je n'hésitai plus à manifester mon incrédulité complète à l'égard de la grossesse extra-
utérine, à déclarer la grossesse normale et à prédire un accouchement par les voies naturelles.

M. Tarnier, qui m'accompagnait, entendit mes raisons, examina
les parties à son tour et partagea mon avis. La femme fut gardée à
l'hôpital. Il fut convenu alors qu'on attendrait, puisqu'il n'y avait
rien de pressant. Elle accoucha à terme sans difficultés !

Les grossesses abdominales accompagnées de graves accidents
et celles qui dépassent le terme, après avoir été dûment consta-
tées, et persistent un grand nombre d'années, sont, en général,
soupçonnées ou reconnues.

Une jeune femme de vingt-sept ans m'est envoyée de la pro-
vince, pour me demander de la débarrasser d'un enfant qu'elle a,
dit-elle, *dans le ventre et non dans la matrice, depuis cinq ans.*

L'abdomen a grossi jusqu'à neuf mois, une sorte de commencement d'accouchement s'est manifesté à cette époque. La malade
a souffert pendant une huitaine de jours, puis tout s'est calmé
peu à peu. L'enfant, déclare-t-elle, a remué jusque et pendant ce
simulacre de travail. Il a cessé bientôt tout mouvement. Les médecins appelés ont entendu battre son cœur.

Elle est réglée, sa santé est assez bonne, mais elle voudrait
être opérée de ce gros ventre. Elle est gênée dans la marche, bien
qu'elle puisse vaquer aux soins du ménage.

A l'examen de l'abdomen, on trouve, à gauche, une tumeur du
volume d'un utérus de sept mois et demi à huit mois. La paroi
abdominale est tendue, la palpation donne encore l'idée des parties fœtales avec leurs inégalités ; seulement la dureté de la masse
est plus considérable que dans une grossesse ordinaire. Il ne me

semble pas y avoir de liquide dans cette tumeur, ou, au moins, la quantité, s'il y en a, doit être légère.

L'utérus est petit, rejeté à droite, et tout ce qu'on peut en atteindre avec le doigt est ferme.

Malgré mon scepticisme à l'égard des assertions de la malade, il me fut impossible, après cet examen, de ne point accepter comme vrais ses renseignements, corroborés, d'ailleurs, par son médecin : elle présentait tous les caractères d'une grossesse abdominale.

Elle ne se trompa qu'en un point, c'est en ne doutant pas de mon consentement à lui ouvrir le ventre afin d'en extraire son fœtus.

Comme toutes les pauvres créatures trop ignorantes pour connaître les conséquences d'une gastrotomie, elle demandait l'opération immédiate.

Or, depuis trente ans, j'enseigne qu'on doit traiter ces malheureuses comme on traiterait sa femme ou sa fille, et quand on veut rester digne, ne pratiquer les opérations de ce genre qu'en présence d'une mort inévitable, prochaine, et lorsque l'art ne nous offre aucune autre ressource moins dangereuse. Conformément à ces principes, il fallut faire comprendre à la malade qu'elle vivrait longtemps ainsi.

Le kyste fœtal avait déjà diminué de volume depuis cinq ans et se réduirait probablement encore. Après lui avoir exposé les dangers de l'extraction qu'elle réclamait, elle fut renvoyée dans son pays avec le conseil de porter une ceinture et surtout de se défier de deux choses : d'une grossesse nouvelle qui n'était pas impossible, et des opérations qu'on ne manquerait pas de lui proposer.

Dans cette observation, comme dans la plupart des grossesses abdominales, le diagnostic put être fait exactement à une époque un peu avancée.

Les déductions pratiques à tirer de ces diverses opérations sont donc celles-ci :

L'*excessif amincissement* des parois utérines est une des causes de confusion entre la grossesse normale et la grossesse abdominale.

En examinant avec soin le degré de concordance entre le développement de la tumeur, l'époque présumée de la grossesse, les modifications du col et du segment inférieur, l'erreur pourra être évitée.

Ainsi, par exemple, le ventre présente le volume d'une grossesse de sept à huit mois, on entend le cœur fœtal, ou bien l'on sent distinctement les extrémités de l'enfant se mouvoir sous la main ; le col est dur, le segment inférieur n'est point atteint par le doigt en pressant sur les culs-de-sac, ou encore le col est légèrement ramolli à sa pointe, mais le segment n'est toujours pas accessible, l'utérus est petit et refoulé du côté opposé à la tumeur. Je passe les troubles des premiers mois, qui peuvent avoir été sérieux. L'enfant n'est évidemment pas dans la matrice.

Au contraire, comme dans l'observation de l'Hôtel-Dieu, le fœtus se sent distinctement, il semble être sous la paroi abdominale, le volume du ventre indique une grossesse de six à sept ou de sept à huit mois, elle n'est d'ailleurs pas douteuse ; un des signes de certitude est constaté, la partie fœtale occupant l'excavation ou le détroit supérieur paraît recouverte par la paroi vaginale seule. La présence du fœtus dans la cavité utérine est incertaine ; mais le développement de la région inférieure du corps de l'utérus, les modifications du col sont en harmonie, en concordance parfaites avec l'époque de la grossesse et le volume de l'œuf. Donc la matrice et l'œuf se sont développés simultanément et proportionnellement. Donc la grossesse est utérine.

Mais, pour les grossesses ovariques, tubaires, intersticielles, mixtes, le diagnostic ne devient ordinairement clair qu'à l'autopsie.

Je n'en ai jamais vu une seule, dans les hôpitaux, constatée *avec certitude* par un autre moyen. Des conjectures parfois, et d'autres fois pas même le soupçon de la vérité.

Heureusement que ces cas sont si rares qu'un praticien ne doit pas s'en préoccuper beaucoup. D'ailleurs, je le répète en terminant, qui donc peut avoir une grande expérience personnelle de ces sortes de grossesses ?